AF586009

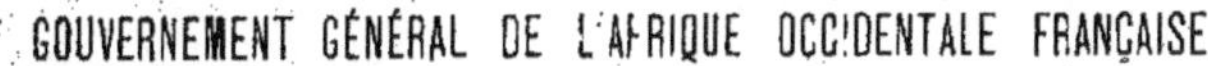

GOUVERNEMENT GÉNÉRAL DE L'AFRIQUE OCCIDENTALE FRANÇAISE

CONSEIL DE GOUVERNEMENT

DE L'AFRIQUE OCCIDENTALE FRANÇAISE

RAPPORTS

SUR LA

PROPHYLAXIE DES PRINCIPALES MALADIES

INFECTIEUSES

Appliquée à la Côte occidentale d'Afrique.

(Variole, Malaria, Peste et Fièvre jaune).

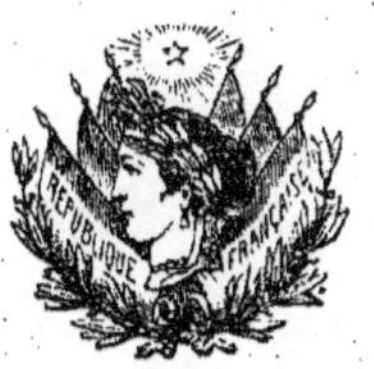

SAINT-LOUIS

IMPRIMERIE DU GOUVERNEMENT

1903

CONSEIL DE GOUVERNEMENT
DE L'AFRIQUE OCCIDENTALE FRANÇAISE
(*Session de 1903.*)

RAPPORT

SUR LA

PROPHYLAXIE ANTIVARIOLIQUE

EN AFRIQUE OCCIDENTALE FRANÇAISE

> « L'étiage de la civilisation d'un peuple se « mesure à l'étiage de sa mortalité variolique. »
>
> BROUARDEL.

Ce n'est pas un plaidoyer en faveur de la vaccine que j'ai l'honneur de vous présenter ; ils sont rares aujourd'hui les hommes qui ne sont pas convertis à la doctrine Jennerienne, et bien au contraire voyons-nous tous ceux qui, à un degré quelconque, ont charge de « peuple » se préoccuper de faire pénétrer dans les masses inéclairées les bienfaits de l'immortelle découverte.

Cette préoccupation est une des manifestations de ce grand mouvement philantropique qui marque le quart du siècle qui vient de finir et les premières années de celui qui vient de naître. Partout les Gouvernements ont entrepris la lutte contre la maladie, la misère.

Pour en triompher, les uns ont eu recours au

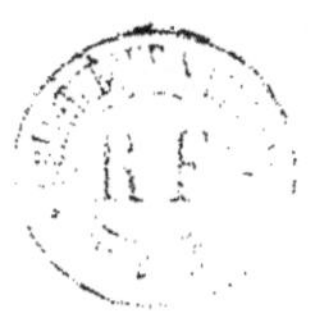

développement de la solidarité sous les formes les plus variées, assurance sur la vie, caisse de prévoyance, mutualités, retraites, associations, etc.; d'autres, et non des moins avisés, ont multiplié autour d'eux les applications de cette science, née d'hier qui, visant plus à prévenir qu'à guérir, soustrait les masses aux atteintes de la maladie et élimine ainsi l'un des plus puissants facteurs de la misère sociale.

Le pays à la tête duquel vous avez été placé, Monsieur le Gouverneur, ne pouvait pas rester étranger à ce grand mouvement. J'ai pu me rendre compte par la lecture de ses divers Budgets, qu'il avait, lui aussi, généreusement entrepris la lutte, et que son arsenal, sous la rubrique : *Services sanitaires et Assistance publique* était suffisamment armé pour tenir tête à l'ennemi. Vous-même, personnellement, Monsieur le Gouverneur, avez donné une preuve éclatante de l'intérêt que vous portiez à ce qui touche à l'hygiène du pays, en créant le service à la tête duquel vous m'avez fait l'honneur de me placer, poste qui m'autorise plus que jamais à vous adresser ce mémoire, peut être aussi à compter sur un favorable accueil.

Médecin et hygiéniste avant tout, je laisserai de côté les divers détails dont l'ensemble constitue l'assistance publique, et je ne m'attacherai qu'au sujet qui domine tous les services sanitaires par son importance spéciale dans ce pays, la question de la prophylaxie variolique.

Avant de disserter sur les moyens de combattre et de détruire un mal, il paraît logique d'établir que ce mal est bien une entité réelle, un ennemi que l'on peut saisir corps à corps, et que toutes les mesures que nous proposerons ne sont pas des mesures de « précaution » subordonnées dans leur application à l'apparition problématique d'un mal que d'heureuses circonstances pourraient indéfiniment reculer. Non, ce n'est pas contre un ennemi qui se réveillera demain, dans un ou deux ans, qu'il nous faut lutter, mais bien contre une affection permanente qui ravage et désole tout ce continent noir.

Les défilés d'aveugles qui déambulent dans les rues de Saint-Louis sont là, d'ailleurs, pour nous rappeler que l'endémie est à nos portes, si, par égoïsme ou indifférence, nous étions tentés de l'oublier.

Jetons aussi un coup d'œil sur la carte des localités visitées par la variole en 1903.

Depuis janvier elle s'est étendue, franchissant d'immenses territoires, sans l'intermédiaire saisissable de la contagion, de Dakar à Tombouctou, en passant par Tivaouane, Djoloff, Nioro, Rip, Podor, Baol, Kaolack, Thiès, Casamance, Bangol, Kaëdi, Sokolo, Gao, et je laisse de côté les localités qu'elle a pu visiter au Dahomey et en Guinée. Les années précédentes ne sont pas plus favorisées. En somme, la variole se manifeste chaque année et elle sévit avec une persistance et une intensité qu'on ne rencontre dans aucune autre partie de notre empire colonial ; et pourtant, ici comme dans les autres régions où la France étend son pouvoir protecteur, nous avons en mains l'arme par excellence, celle qui ne manque jamais le but visé, dont le succès est tellement certain qu'il a été permis d'affirmer que chaque année devait diminuer d'abord, puis supprimer ensuite, le lourd tribut que l'humanité payait à cette maladie essentiellement évitable.

Je sais bien qu'il faut tenir compte de cette habitude néfaste répandue dans l'Afrique occidentale, qui, sous le nom de variolisation, veut se substituer à la vaccine chez les indigènes et ne réussit qu'à entretenir l'endémie et à créer de nouveaux foyers; mais cette difficulté ne saurait être qu'une raison de plus à apporter à la thèse que nous soutenons.

Est-ce à dire pourtant que rien n'ait été fait et que, insouciants, parce qu'à l'abri de ses atteintes, les pouvoirs publics n'ont pas essayé de combattre un mal dont le remède était tout trouvé? Non certes, et je n'ai pas la prétention d'adresser une critique, ni aux autorités locales, ni à ceux de mes confrères qui s'occupèrent (leurs rapports en sont témoins) de cette importante question d'hygiène. Ils ont fait ce que les circonstances de temps et de milieu leur ont permis de faire, et, si les résultats n'ont pas été en proportion de leurs efforts, il faut s'en prendre à des raisons d'ordre financier d'abord et à des facteurs ou à des influences cosmiques alors dédaignées ou méconnues.

S'il est vrai que la découverte jennerienne date d'un siècle, la découverte de l'Afrique date d'hier et nous ne pouvons pas avoir la prétention d'en comparer les transformations à celles que la civilisation européenne a produites en Asie ou en Amérique.

Cependant, tout en tenant compte de cet important facteur : le temps, nous devons examiner, en présence des sacrifices pécuniaires consentis par le Gouvernement en faveur des services sanitaires, nous devons examiner si nous avons tiré tout le parti possible des ressources mises à notre disposition, si même, (abordant le côté pratique de la question) nous nous sommes toujours placés dans les meilleures conditions, pour lutter avec des chances de succès.

Cet examen nous conduit naturellement à rechercher les mesures actuellement en vigueur, ayant pour objet, pour but, la prophylaxie variolique.

La lecture des bulletins officiels ne nous renseigne guère sur ce sujet, nous n'avons pas pris le temps d'en compulser toute la collection, mais en recueillant des renseignements pour le passé et en tenant compte des errements actuels pour le présent, on peut, sans hésitation, déclarer qu'il n'existe officiellement aucun service de préservation variolique.

De temps en temps une affiche, une insertion au journal annonçent que le médecin de la municipalité vaccinera à la Mairie ou dans un point déterminé de la ville; ou bien encore on peut lire dans le même journal que le docteur X ou Y part en mission de vaccine pour aller à N ou la variole vient de se montrer. Le docteur X a dû quitter le service dont il était chargé pour se rendre dans la localité infectée, il emporte une provision de vaccin supposé bon, cette provision épuisée, il a l'ordre de rejoindre son poste. Il aura terminé sa mission. L'alerte passée, tout rentre dans l'ordre, jusqu'à une nouvelle éclosion variolique.

Il serait cependant injuste de passer sous silence une création appelée à assurer en Afrique occidentale le fonctionnement de la vaccine permanente et mobile, c'est le laboratoire de bactériologie de Saint-Louis On n'a reculé devant aucun sacrifice pour son installation, il est doté de tous les appareils et instruments nécessaires à l'examen des questions de biologie courante. Mais jusqu'à ce jour ceux qui furent appelés à le diriger, se cantonnèrent dans des travaux d'ordre étranger au sujet qui nous intéresse. On ne le spécialisa pas au service de la vaccine, et s'il prépara quelquefois le précieux préventif ce fut avec toutes les chances d'insuccès qui s'attachent aux travaux de laboratoire à leur période de tatonnement et de début.

Enfin, malgré l'absence d'un service bien réglementé on a vacciné et on vaccine encore un peu partout, aux environs des postes pourvus de médecins. A Saint-Louis on pratique de 1,500 à 2,000 vaccinations annuelles, je veux croire qu'elles sont toutes positives; on vaccine aussi à Dakar. Dans les postes de l'intérieur, les médecins des troupes font des inoculations dans les limites du rayon de leur poste. Quel en est le résultat? mystère. Le temps qui fait défaut ne leur permet pas de revenir en arrière et de constater le résultat de leurs opérations. Tel, le docteur Ruelle qui opérant dans la région de Louga, vaccine 885 enfants, puis rappelé pour continuer ses services au poste qu'il avait dû abandonner, il ne peut s'assurer des résultats obtenus. Le docteur Delmas à Tivaouane pratique 500 inoculations, résultats inconnus. A Sokolo, en avril dernier, même manœuvre, mêmes résultats; à Podor 1,100 vaccinations, résultats inconnus; à Kaëdi, même chose.

Ce qui se passe autour de nous se reproduit dans tous les postes de l'intérieur, aussi bien dans la Sénégambie et les territoires militaires que dans les colonies côtières.

Peut-être nous reprochera-t-on un pessimisme exagéré, en ce sens que notre opinion ne s'appuie pas sur la base inébranlable des chiffres et que ce que je décompte comme insuccès pourrait être porté avec autant d'autorité à la colonne des succès.

A défaut des chiffrce positifs nous avons les renseignements de source désintéressée et les aveux non douteux dans les rapports des médecins. Citons un exemple : *(Extrait du rapport du Chef du Service de la Guinée)*
« Conakry n'a pas été visité par la variole en 1903. Il
« me serait difficile de dire ce qui s'est passé à l'inté-
« rieur ; le seul cercle où la variole a été signalée est
« celui de Dubréka, où je n'ai pu envoyer un médecin,
« je suis aussi persuadé qu'il y a eu de nombreux cas
« en Mellacorée et au Nunez. Depuis le commencement
« de l'année il a été fait en tout 423 vaccinations, ce
« nombre bien petit s'explique par le peu d'empresse-
« ment des indigènes à se faire inoculer, un vaccin qui
« ne donne pas de résultats, sur 227 inoculaticns nous
« n'avons constaté que 7 succès, sur les enfants des
« écoles, des enfants des tirailleurs. Cependant nous
« avons varié les méthodes, et adopté celles que nous
« suivions en Cochinchine, qui nous donnait 99 pour
« cent de succès. »

Mais alors même que renseignements et rapports nous feraient défaut, nous pourrions toujours conclure que si les inoculations en Afrique occidentale étaient positives en majeure partie, il en serait dans ce pays de l'évolution endémique, comme à Madagascar et au Tonkin.

Que se passe-t-il en effet dans ces pays où l'on pratique avec succès la vaccination ? Une diminution régulière et constante des épidémies, au point qu'on pourrait presque prédire le jour où cette maladie ne sera plus dans ces contrées qu'une affection sporadique, mais non plus endémique. C'est le contraire qui se passe en Afrique, la variole semble être dans son pays d'élection, ses floraisons s'y développent avec la même régularité, la même intensité, démontrant ainsi que les vaccinations pratiquées jusqu'ici n'ont eu aucune influence sur son expansion.

Or, le vaccin doit triompher de la vaariole. Le « ceci tuera cela » du grand poète, ne saurait être mieux rappelé qu'en cette circonstance. La variole est la seule maladie qui attaque l'espèce humaine, dont on puisse assurer la disparition certaine. Si donc en Afrique occidentale française, les résultats obtenus sont nuls, ou à peu près, c'est que l'instrument est mal manœuvré, c'est que les opérations s'effectuent dans de mauvaises conditions, c'est que l'habitant présente peut-être une réaction spéciale à l'agent protecteur, c'est, croyons-nous surtout, que l'élément essentiel, la lymphe vaccinale, ne possède pas, pour des raisons de milieu, toutes les propriétés préventives dont elle est douée à son départ des instituts vaccinogènes de Lille et de Bordeaux. L'examen de ces conditions spéciales nous conduit donc à étudier les causes des insuccès de la vaccination en Afrique occidentale française.

Causes de l'insuccès. — La vaccination est une opération si simple, si modeste, elle exige si peu de mise en scène, que beaucoup d'esprit la considèrent comme un banal et vulgaire article d'hygiène et ne lui accordent pas la considération qui s'attache aux brillantes opérations des spécialités chirurgicales. On croit que tout le monde sait et peut vacciner. Il suffit, pour être bon ouvrier dans cette partie, d'une lancette, d'une goutte de lymphe et d'une érosion épidermique. Cette opinion est, à mon avis, une des causes des insuccès de la vaccine en ce pays.

S'il n'est pas absolument nécessaire d'être spécialiste

en vaccine, pour faire œuvre utile, nous demeurons convaincus, que quand il s'agit d'immuniser une race, de faire disparaître une endémie, il faut confier cette œuvre à des médecins qui s'y cantonnent. Par la pratique des méthodes rigoureusement déterminées, par l'observation et l'étude des réactions biologiques des sujets contre l'agent, de l'agent contre les milieux, ils deviendront, ces médecins, presque sans le vouloir, des spécialistes dont la compétence indiscutable supprimera tous les échecs.

Ceci posé, abordons l'examen des causes d'insuccès inhérentes au vaccin. Avant de commencer, M. le Gouverneur général, je dois vous demander pardon de changer pour quelques instants le ton général de ce rapport et d'entrer dans l'intimité de détails techniques auxquels m'astreint la nature du sujet.

Par vaccin on doit entendre une lymphe, soit liquide, soit pulpeuse, douée de pouvoir éruptif et vaccinisant qui lui sont propres, et dont l'inoculation à tout organisme humain, vierge de toute résistance antivariolique, produira une pustulation complète, sans laquelle il n'y a pas de processus vaccinal et, partant, pas d'action préventive.

C'est muni de toutes ces qualités vérifiées au départ, que le vaccin préparé à Lille, à Bordeaux, est expédié à Dakar, Conakry, Cotonou.

Que devient-il pendant la traversée ? Suivant les saisons, il est traité comme un simple colis, ou comme une conserve délicate et mis dans la chambre frigorifique ou dans la glacière. Il y perd peut-être plus qu'il n'y gagne..... Mais enfin il arrive à Dakar après 8, 9 jours de traversée, puis à Saint-Louis. S'il pouvait être utilisé sur place à ce moment là, où il possède toute la virulence, nul doute que chaque inoculation ne fût suivie d'une pustule. Mais il est destiné à l'intérieur, il faut qu'il continue sa route vers Kayes, Bobo-Dioulasso, Koulikoro, Ségou, Tombouctou..... Ce serait miracle si, étant donnée la délicatesse de cette merveilleuse semence, elle arrivait intacte au point terminus, là où elle doit être utilisée.

Quels sont donc les ennemis qui vont l'assiéger en route ? D'après les expériences longuement poursuivies de Calmette et Simond (L.) en Indo-Chine, il résulte que des voyages de 8 à 15 jours de durée n'altèrent pas sensiblement la virulence du vaccin à une moyenne de 30°. Mais qu'il est très sensible aux écarts de température qui lui font subir une véritable « tyndallisation. » On s'ingénie, mais en vain, à combattre cette fragilité, en renfermant le vaccin dans des bouteilles poreuses, en le déposant dans l'intérieur de troncs de bananiers fraîchement coupés, mais ce ne sont que des moyens de fortune, moyens précaires et bons, tout au plus pour de courtes distances.

Les expériences locales démontrent qu'il ne peut résister à ces causes de destruction et qu'après 15 jours de voyage, il arrive toujours à destination à peu près dépouillé de sa virulence.

Donc notre vaccin, d'excellente qualité au départ, a perdu, après avoir voyagé dans l'intérieur, la plus grande partie de sa vitalité. Cette altération est le résultat d'influences locales agissant sur un élément organisé, préparé dans et pour la zone tempérée, et qui se trouve actuellement destiné à être utilisé dans la zone torride. Notre vaccin de France arrive donc dans la Colonie avec les mêmes dispositions à la maladie, qu'un organisme humain brusquement transplanté sous la zone équatoriale. Quoiqu'on fasse, quelque précaution que l'on prenne, quelque atmosphère artificielle que l'on crée, il n'échappera pas à ces influences cosmiques, à ces facteurs de milieu si puissants parce qu'ils sont permanents, à moins qu'on ne trouve moyen de l'indigéniser.

En m'exprimant de la sorte, je fais bon marché du procédé de vaccine qui fut, pendant un temps surtout, appliqué aux colonies, à l'âge d'or de la vaccine, je veux parler de la vaccination de bras à bras. Il est certain que, ensemencé dans de bonnes conditions, dès son arrivée, le vaccin de Lille donnera, à Dakar, Saint-Louis, Cotonou même, des résultats positifs, mais on ne pourra le faire pénétrer dans l'intérieur que par la filière des reviviscences successives. On a suivi cette voie, on a obtenu des résultats encourageants, par l'emploi de vaccinifères humains on assurait la conservation du virus préservateur, on exaltait même sa puissance, mais à côté de ces avantages très réels, ce moyen présentait de sérieux inconvénients. Sans compter les transmissions possibles de maladies diathèsiques, syphilis, tuberculose, il avait le gros inconvénient d'être lent, borné, incomode, et pouvait souvent faute d'un vaccinifère complaisant, laisser le médecin complètement dépourvu.

Le procédé a donc été abandonné et l'on a eu recours au procédé des tubes dont les résultats ont été, nous l'avons établi plus haut, d'une lamentable précarité. — Nous avons établi quelques-unes des causes qui pouvaient influencer ce délicat produit des laboratoires de Lille et de Bordeaux et nous avons émis l'avis que pour le rendre plus résistant, plus adopté aux milieux, qu'il fallait l'indigéniser

En effet, la vitalité et la virulence d'un vaccin sont fonctions de l'origine, de la généalogie de ce vaccin, lui aussi, comme tout ce qui vit, n'échappe pas à la loi de l'atavisme. Aussi le but de tout centre vaccinogène, est-il de créer par des sélections successives une race de vaccin adoptée le mieux possible aux conditions du milieu. Dans les grandes colonies, où fonctionne le service que nous voudrions voir organiser en Afrique occidentale française, on est parvenu après des tâtonnements et des échecs, à créer un vaccin indigène d'une vitalité très résistante. On s'était aperçu que les bovités d'Indo-Chine n'offraient qu'un milieu de nature très précaire, et par d'heureuses expériences, M. Calmette est arrivé à faire créer une race de vaccin indigène fourni par le bufflon, et ce vaccin, justement réputé, donne 98 et 99 0/0 de succès. Il faut donc rechercher par une série d'expériences bien conduites, le substratum du vaccin venu d'Europe. A Kayes on a tenté de régénérer le vaccin sur des biches, des gazelles. Cette intéressante question ne doit pas être négligée, elle devrait être inscrite en première ligne au plan de campagne des travaux de l'institut vaccinogène de Saint-Louis.

Ici peut se présenter une objection qui, à première vue, semblerait fondée. N'adviendra-t-il pas du vaccin fait sur place, ce qu'il est advenu du vaccin envoyé d'Europe, puisque ce sont les conditions de milieu qui altèrent la vitalité et la virulence du vaccin ? — Nous répondons à cette objection qui a bien sa valeur, qu'il y a lieu de reconnaitre, d'après la comparaison faite entre le vaccin venu d'Europe et le vaccin indigène, que ce dernier a une plus haute vitalité que le premier. Sa virilence n'est pas supérieure, puisque celle du vaccin venu de France est parfaite, mais du fait qu'elle est de plus longue durée, elle réalise un grand progrès.

Un vaccin de Saïgon vieux de trois mois, est encore bon, un vaccin venu de France et conservé dans les mêmes conditions de milieu, est fragile au bout d'un mois, il s'atténue ensuite et doit être renouvelé.

Enfin à toutes ces considérations d'ordre biologiques, il y a lieu d'ajouter comme causes possibles d'insuccès, toutes les causes dites intrinsèques, tempérament, âge du sujet, état de réceptivité, nature de la peau, propreté corporelle, état athmosphérique, humidité, sècheresse, tension électrique et procédé opératoire.

Donc nous connaissons les causes de nos échecs, il nous est permis et c'est même notre devoir, d'essayer de les détruire, et d'en annihiler ainsi les effets, et pour encourager notre entreprise et nos efforts, songeons que le mal qu'il s'agit de vaincre est plus qu'aucun autre, désastreux, car il n'attaque pas seulement l'homme dans sa personnalité individuelle, mais même presque dans sa descendance, puisqu'il supprime surtout les enfants.

Nous avons en outre, pour appuyer nos propositions, les résultats, obtenus depuis deux mois. A la suite de l'insuccès des vaccinations pratiquées à l'aide du vaccin de Saint-Louis, on en était venu à se persuader que l'Institut de Saint-Louis ne pouvait délivrer qu'une lymphe très affaiblie. Mais ces assertions, quelque fondées qu'elles fussent, ne sauraient avoir le caractère d'un jugement irrévocable. Les dernières expériences que nous pouvons présenter le démontrent péremptoirement.

Depuis le mois d'août, avec les petits moyens dont nous disposons, nous avons fait une expérience de vaccination permanente et mobile. Le vaccin a été fourni par le laboratoire de Saint-Louis, préparé avec le plus grand soin, par le Dr Houillon, et suivant des procédés qui tiennent compte de la majorité des causes d'altération prévues. Cette pulpe a donné des résultats positifs variant de 90 à 100 0/0. Un autre procédé est à l'étude, il consiste à réduire le vaccin en poudre sèche, comme on a réduit au même état le sérum antitétanique, les inoculations faites sur des tirailleurs, par conséquent des adultes, très probablement autrefois variolisés, a donné 70 0/0 de succès.

Le docteur Thèzé, qui depuis les premiers jours d'août pratique les vaccinations dans la région de la Falémé et Haut-Sénégal, et qui va bientôt rentrer à Saint-Louis, a eu le loisir de parcourir les villages, de revenir sur ses pas, de contrôler les résultats et il amonçait aux dernières communications 2,600 vaccinations positives constatées. Bien plus, grâce à cette liberté d'allures que lui permet, son affectation spéciale, il a essayé de régénérer son vaccin sur place ; il a réussi, et sans recourir à de nouveaux approvisionnements, il a poursuivi sa mission avec un succès constant, démontrant encore une fois de plus l'excellence de ce système qui devait forcément lui donner, comme à tous ceux qui l'emploieront, les résulats les plus heureux.

Nous avons indiqué le mal et en même temps le remède. Il y a longtemps du reste que les médecins qui ont été placés à la tête du service de santé du Sénégal, l'ont proposé, il a donné, il donne assez de succès en Indo-Chine et Madagascar, pour défier toute critique, et c'est ce qui nous a encouragé, M. le Gouverneur général, à vous proposer l'organisation d'un service de vaccine permanente et mobile en Afrique occidentale française.

Je cours maintenant au devant d'une objection qui a bien sa valeur. Elle est tirée de la somme de dépenses qu'entraine toute innovation ou modification d'un ordre de choses établi depuis longtemps. Eh bien, M. le Gouverneur général, quoique je sois peu versé dans l'art d'équilibrer les budgets, je crois pouvoir vous démontrer que, sans ajouter un crédit spécial au chapitre des dépenses sanitaires et de l'assistance publique, il serait facile d'organiser la vaccine mobile.

Les budgets sanitaires des groupes respectifs qui constituent votre Gouvernement, forment un total de 717,443 francs, chiffre respectable, et qui démontre que chacune des Colonies fait son effort, ne regarde pas aux dépenses. Mais nous avons vu que tous ces efforts pris à part, demeuraient stériles. Il faudrait que chaque groupe eut, pour réussir, son institut vaccinogène, son médecin spécial, et alors les dépenses imputables de ce chef à chaque Colonie deviendraient bien supérieures à celles qui résulteraient de l'adoption du projet que je vous propose. Toutes ont donc inscrit des sommes variables pour leur vaccine, voté des crédits pour leurs services sanitaires. Ces crédits m'ont souvent parus supérieurs aux dépenses réelles. On pourrait donc, sans toucher à l'équilibre de ces budgets, mettre au titre de la vaccine, des réductions ou suppressions, trouver ainsi une somme disponible qui ne serait pas inférieure à 30,000 francs.

Ces diminutions que je signale peuvent porter sur

divers articles; j'en prends un au hasard : la Côte-d'Ivoire a inscrit à son Budget une somme de 12,000 fr. pour désinfectants. J'ai calculé, au cours actuel des produits chimiques, combien il était possible d'obtenir de litres de liquides antiseptiques, et j'ai trouvé qu'avec cette somme on pourrait se procurer 12,940 hectolitres de solution de bichlorure, 12,000 hectolitres de crésyl. Je ne passerai pas en revue tous les articles des divers Budgets, je suis convaincu, Monsieur le Gouverneur général, que mieux que moi, vous saurez trouver sur un Budget de 717,000 francs la somme modique nécessaire au service à créer.

Que nous faut-il en effet. Deux médecins et deux centres. Nous possédons déjà un centre vaccinogène à Saint-Louis, c'est le laboratoire de bactériologie, pour en faire un institut vaccinal, il lui faudrait allouer environ .... 1.500 fr.
pour l'achat d'appareils spécialement destinés à l'ensemencement des capridés ou bovidés vaccinifères.

Le second centre serait installé à Porto-Novo.

Point ne serait besoin de créer un laboraroire sur le pied de celui de Saint-Louis, mais tout simplement de faire l'acquisition du matériel nécessaire à la préparation du vaccin antivariolique. Dans ces limites, la dépense ne dépassera pas.. 2.500

Ajoutez pour les deux centres : frais d'interprète, guides, animaux.......... 2.000

A reporter....... 6.000 fr.

Report..........	6.000 fr
Un médecin chargé du laboratoire de Saint-Louis, prévu déjà au Budget.	
Un médecin à l'institut vaccinogène de Porto-Novo, qui, appartenant au cadre, travaillerait au laboratoire, cumulativement avec le service courant. Compris au Budget déjà voté.	
Deux aides-majors de 1re classe à 5,153 fr.	10.306
Indemnité de fonctions de 2,000 fr....	4.000
Moyens de transport assurés par les services locaux........................	1.500
Total..............	21.806 fr.

Ces dépenses pourraient être atténuées par la cession ou la vente des tubes. L'institut de Saïgon, en 1902, a expédié, soit dans l'intérieur, soit chez nos voisins, 44,141 tubes! remboursés au Service local. De sorte qu'aujourd'hui si l'institut de Saïgon ne réalise pas des bénéfices, et l'Etat n'en doit jamais faire, son entretien coûte de moins en moins à la Colonie. Pourquoi ne pas entrer dans cette voie qui mène sûrement au but? Soit que vous réunissiez, Monsieur le Gouverneur général, en une somme unique, toutes les réductions ou suppressions que peut apporter aux Budgets des divers groupes et que vous les répartissiez entre chacun d'eux, soit que vous imposiez à deux des états de la confédération la charge de pourvoir à l'approvisionnement nécessaire à tous les groupements, la création de la prophylaxie variolique en ce pays s'impose.

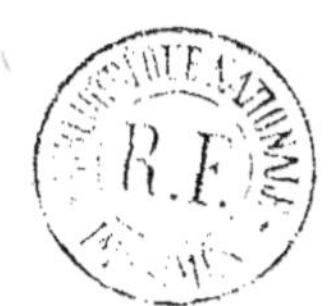

En vous adressant ce mémoire, Monsieur le Gouverneur général, bien long, quoique incomplet, je n'ai eu d'autre but que de faire passer dans votre esprit la conviction qui m'anime, ma foi au succès. Adoptez-en le principe, Monsieur le Gouverneur général; le petit Sénégal de jadis a fait place à un grand empire mis à rançon chaque année par un fléau plus meurtrier que la guerre; il vous appartient d'intervenir, de vous opposer à son expansion envahissante et d obtenir que ce Protectorat qui vous est confié s'exerce, non plus sur des solitudes, mais sur des masses de populations reconnaissantes envers la France des bienfaits qu'elles en auront reçus par vos mains.

Saint-Louis, le 23 octobre 1903.

L'Inspecteur
des Services sanitaires civils,

RANGÉ.

AFRIQUE OCCIDENTALE FRANÇAISE

SAINT-LOUIS

LABORATOIRE DE BACTÉRIOLOGIE

Service vaccinogène.

Nº d'ordre du vaccin.	30 à 36.
Date de préparation..	Avril à mai.
Date de l'expédition..	
Diverses voies suivies.	Voie ferrée et postes du Baol et Sine-Saloum.
Destination.........	
Date de réception....	
Variations constatées.	
Nom du médecin vaccinateur.........	Hostalrich.

LOCALITES VACCINÉES	DATE	Premières vaccinations.	Vaccinés antérieurement.	Variolés ou varioliés.	Enfants.	Adultes	Succès.	Insuccès.	Douteux.	Non contrôlés.	0/0 Succès.
Cantons de Diakhao...........	Avril à Juin.	3.182									
— N'Diobé...........		931									
— Marrouthe..........		3.472									
— N'Gayhème.........		3.437									
— Dioïne.............		1.371									
— Diarrekhe..........		1.592									
— Saugaye............		2.029									
— N'Goli.............		117									
— Guilasse...........		223									
— Diourroup..........		279									
		16.433									
TOTAUX.................		16.343			"		"				0/0 63.96

OBSERVATIONS. — Les vaccinations opérées par M. le Dr Hostalrich dans les régions où sévissait avec violence l'épidémie variolique, furent pratiquées uniquement avec du vaccin préparé au Laboratoire de Saint Louis, sans qu'il lui fut possible d'opérer systématiquement, vu l'urgence, en régénérant le vaccin sur place Il ne put contrôler qu'une partie des opérations, mais il estime néanmoins d'après le nombre des cas revus, que le pourcentage des succès peut être évalué à 75 0/0.

AFRIQUE OCCIDENTALE FRANÇAISE

SAINT-LOUIS

LABORATOIRE DE BACTÉRIOLOGIE

Service vaccinogène.

Nº d'ordre du vaccin.	
Date de préparation..	17 septembre.
Date de l'expédition..	23 septembre.
Diverses voies suivies.	
Destination	Saint-Louis.
Date de réception....	23 septembre.
Variations constatées.	
Nom du médecin vaccinateur	Carrière, médecin-major de 1re classe

LOCALITÉS VACCINÉES	DATE	Premières vaccinations.	Vaccinés antérieurement.	Variolés ou variolisés.	Enfants.	Adultes.	Succès.	Insuccès.	Douteux.	Non contrôlés.	0/0 Succès.
1er Sénégalais. — N'Dar-Toute..	26 septre.	66	//	//	//	66	44	19	2	1	66.66
	26 — .	//	2	//	//	2	//	2	//	//	//
	27 .	18	//	//	//	18	11	5	2	//	61.11
	27 — .	//	27	//	//	27	15	9	3	//	55.55
	27 — .	//	//	2	//	2	//	1	1	//	//
	28 — .	53	//	//	//	53	41	10	2	//	77.35
	28 — .	//	17	//	//	17	12	3	//	2	70.58
	29 — .	//	29	//	//	29	11	16	1	1	47.05
	29 — .	//	//	3	//	3	3	//	//	//	100.00
	29 — .	//	5	//	5	//	5	//	//	//	100.00
		137	86	5	5	217	142	65	11	4	63.96
TOTAUX..................		222			222		222				0/0 63.96

OBSERVATIONS. — Les vaccinations ont été faites avec du vaccin ordinaire de génisse en tube et l'inoculation en a été pratiquée par trois piqûres au bras gauche. Elles ont donné une moyenne de 63,96 pour cent de succès. La pulpe vaccinale sèche de génisse a servi à vacciner 11 tirailleurs, qui n'avaient pas été vaccinés antérieurement. Cette pulpe vaccinale sèche, avant de servir aux inoculations, avait été délayée dans la glycérine. Ces 11 tirailleurs en question avaient été vaccinés simultanément sur le bras gauche avec le vaccin ordinaire de génisse et sur le bras droit avec la pulpe vaccinale sèche délayée dans la glycérine. Le premier vaccin a donné 7 succès sur 11 vaccinations et le second 4 sur 11 vaccinations, c'est-à-dire une moyenne de 63 0/0 de succès dans le premier cas et une moyenne de 36 0/0 de succès dans le second cas.

AFRIQUE OCCIDENTALE FRANÇAISE

SAINT-LOUIS

LABORATOIRE DE BACTÉRIOLOGIE

Service vaccinogène.

N° d'ordre du vaccin.	38, 39, 40 et 42.
Date de préparation..	
Date de l'expédition..	5 août et courriers suivants.
Diverses voies suivies.	Courriers fluviaux.
Destination	Falémé. Kayes. Bakel
Date de réception....	
Variations constatées.	24° à 26° pour la 1re série ci-contre. Preservation dans des récipients rafraîchis sans variations.
Nom du médecin vaccinateur	Aide-major Thézé.

LOCALITÉS VACCINÉES	DATE	Premières vaccinations.	Vaccinés antérieurement	Variolés ou variolisés.	Enfants.	Adultes.	Succès.	Insuccès.	Douteux.	Non contrôlés	0/0 Succès.
Senoundebou (Falémé)	Fin août.										
Diaguili, Roungel, Goulmi	Fin août.										
Yafera, Arroudou............	Fin août.										
Balou, Diagountourou (Kayes)...	Fin août.										
Goutroubé, Tsafasirga..........	Fin août.										
Kosera, Segala.................	Fin août.										
Khalou, Kamera.................	Fin août.										
Guidimaka (Bakel).............	1re quinzne septemb.										
Bakel, Tuabo..................	1re quinzne septemb.										
Manael, Elingara..............	1re quinzne septemb.										
Drawara, Mouderi	1re quinzne septemb.										
Gandé, Saldé	1re quinzne septemb.										
		1.701		105			861	66		774	
Totaux...................		1.701 dont 105 variolés ou variolisés.					1.701				0/0 92.9
		Moyenne contrôlée : 92.9 0/0.									

OBSERVATIONS. — Cette moyenne de 92 0/0 obtenue pendant la première partie de la mission, avec un vaccin frais et régénéré sur place (provenance Saint-Louis) a baissé jusqu'à 30 et 40 0/0 avec un vaccin de même provenance, datant de juin, et qui avait été réservé comme vaccin-témoin (base de comparaison) arrivé à la limite d'utilisation possible. La saison était réputée comme devant être des plus défavorables.

RAPPORT

SUR LES MESURES A APPLIQUER

POUR LA

Prophylaxie de la Peste et Fièvre jaune

AU SÉNÉGAL, DAKAR, SAINT-LOUIS, RUFISQUE.

1° La peste ne peut éclater au Sénégal que si les germes y ont été apportés par les provenances des pays où cette affection sévit soit à l'état endémique ou à l'état sporadique. Les mesures que prévoit le règlement de police sanitaire contre les marchandises suspectes de peste, consistent surtout en désinfection, aération, manipulations, brassage.

L'absence à Dakar, port de commerce appelé à se développer tous les jours, d'appareils à désinfection, autre que les étuves du lazaret, les fumigations dans des chalands rendent l'application de ces mesures lentes, parfois illusoires. Les armateurs préfèrent s'abstenir de débarquer les marchandises ainsi que le fait s'est produit récemment, que de se soumettre à des manipulations toujours coûteuses et parfois capables de détériorer les cargaisons. Ces raisons avaient engagé M. le Gouverneur à faire bénéficier les navires de commerce des avantages que présente l'emploi du gaz Clayton, anhydride sulfureux, et c'est pour examiner le dispositif de l'appareil que nous nous sommes rendus à

Dunkerque, nous renseigner auprès du Directeur de la Santé de ce port, sur les avantages de ces appareils.

Le gaz Clayton est employé à Dunkerque pour tous les navires de provenance suspecte, surtout de la ligne des Indes. L'emploi de ce gaz appliqué à la désinfection des navires a été l'objet de rapports les plus favorables de M. le professeur Proust, inspecteur général des Services sanitaires maritimes.

De tous les procédés recommandés pour arriver à la destruction complète des rats vecteurs de la peste, ce procédé est celui qui a donné jusqu'ici les meilleurs résultats. La sulfuration à l'air libre est lente, imparfaite, la carbonication, c'est-à-dire projection du gaz carbonique liquide dans les cales est un procédé donnant les mêmes résultats que le gaz Clayton, mais à des prix plus élevés. L'acide carbonique liquide revient à 50 centimes le kilogramme. Un kilogramme représente un mètre cube d'anhydride carbonique qui coûterait 75 centimes (la densité étant de 1,5). Pour une cale vide cubant 1,000 mètres cubes il faudrait 400 kilos de $C.O^2$ coûtant 300 francs. On voit le prix de la destruction des rats sur un navire de 5,000 tonneaux.

D'après les notes qui m'ont été fournies par M. Duriau, directeur de la Santé à Dunkerque, le prix de revient de la désinfection d'un navire de 7,800 tonnes ne dépasserait pas 140 francs.

L'appareil lance 25 mètres cubes de gaz par minute, la durée moyenne de l'opération varie selon la densité du chargement car les obstacles à la diffusion du gaz ralentissent naturellement son action, mais on peut compter que 10 à 12 heures de sulfuration sont suffisantes pour un navire de 1,400 à 4,000 tonnes. Au bout de ce temps tous les rongeurs et les insectes, rats, cafards, araignées, puces, charençons, sont détruits.

Les instructions ministérielles récentes prescrivent l'application de mesures pour la destruction des rats à bord des navires. Les procédés que la science met à notre disposition reposent tous sur l'action asphyxiante de certains gaz, l'acide sulfureux ou l'acide carbonique, le premier par la combustion à l'air libre, procédé lent, dangereux, coûteux et incomplet, le second par le procédé Clayton, le troisième par la carbonication. Le premier et le dernier pour des raisons que nous avons indiquées plus haut doivent être repoussés reste le procédé Clayton qui d'après les critiques des hommes compétents assure la désinfection des navires dans les conditions absolument complètes, sans inconvénient pour la plupart des marchandises avec rapidité et pour une dépense relativement peu élevée. Il y a donc lieu de doter le port de Dakar d'un appareil de cette nature:

Quoique l'appareil en lui même ne soit pas d'un maniement compliqué au point de vue mécanisme, son fonctionnement ne cesse pas d'être délicat et seuls des agénts spécialisés peuvent assurer son fonctionnement dans de bonnes conditions et obtenir un résultat pleinement utile.

Comme à Dunkerque le personnel nécessaire doit comprendre un officier, c'est-à-dire un des médecins arraisonneurs auquel serait enjoint soit des auxiliaires soit des hommes de l'équipage au nombre de 4 ou 5.

Après étude du plan du navire, le médecin indiquera comment l'opération doit être conduite et la durée de la sulfuration pour chaque partie du navire selon la nature des marchandises.

Il y aura donc lieu de prévoir pour les dépenses :

Un appareil Clayton............. 25 000 francs.

Un mécanicien qui pourrait être emprunté les jours de désinfection aux chantiers de la Marine et payé par le Service local pour assurer l'entretien et le fonctionnement de la machine, 500 francs par an.

Journaliers. — Ils seront pris parmi les gardiens sanitaires et les hommes de l'équipage :

4 à 6 francs par jour..................	24 00
Durée de la désinfection : 2 jours........	48 00
3 Bateaux par mois au maximum........	144 00

Les matières premières 100 kilos ou 50 kilos de souffre à 40 centimes le kilos, suivant les dimensions de l'appareil.

L'appareil sera a poste fixe sur un chaland qui accostera le navire à désinfecter.

Cet appareil non seulement servirait pour la désinfection des navires contaminés de peste, mais aussi pour la fièvre jaune. S'il a été démontré que les stegomyas sont les vecteurs de l'homme malade à l'homme sain, du germe de la fièvre jaune, il est non moins démontré qu'en l'absence des moustiques, le typhus amaril prend naissance sous l'influence des causes d'ordre physico chimiques encore mal définies et que ces germes sont transmissibles quoiqu'en disent les américains par l'atmosphère, les poussières, les vieux linges, les vêtements, etc. Il importera donc tout en faisant sur place la chasse aux stegomyas, de ne pas négliger l'importation par les marchandises ; l'épidémie de Saint-Nazaire et l'Anne-Marie étant dans l'espèce un type de transport de la maladie à grande distance, non pas par des moustiques de la cale, mais par l'air de cette cale chargée de ballots de coton (1863 ou 1866).

L'appareil Clayton sera donc appelé à rendre encore des services, dans les cas où la désinfection du navire (partielle ou totale), pour contamination ou suspicion de fièvre jaune, serait imposée par les autorités sanitaires.

Je ne crois pas qu'il soit nécessaire de faire monter à Kayes un appareil analogue à celui qui serait en service à Dakar. Les navires suspects, les marchandises contaminées seraient désinfectés à Dakar, avant de remonter le Sénégal.

Dans le cas d'épidémie transmise à Kayes, par la voie terrestre, c'est-à-dire par la ligne du chemin de fer, origine que je crois de plus en plus rare a mesure que s'étendra la ligne ferrée, on s'occuperait de la désinfection des locaux à l'aide d'un petit appareil Clayton mobile qui serait en temps ordinaire remisé au lazaret de Kayes ou de Toukoto. A l'aide de ces moyens on pourrait se conformer à l'esprit des instructions ministérielles récentes prescrivant la destruction des rats par tous les moyens, et vu l'action microbicide de l'anhydride sulfureux on se mettrait à l'abri des invasions du choléra, de la fièvre jaune et de toutes maladies infectieuses, en évitant, en outre, aux navires des quarantaines de longue durée toujours onéreuses au commerce.

L'Inspecteur
des Services sanitaires civils,

R. RANGÉ.

RAPPORT

SUR LA

PROPHYLAXIE DE LA MALARIA

A SAINT-LOUIS, DAKAR, RUFISQUE,
BASSAM, KONAKRY, PORTO-NOVO, ETC., ETC.

S'il est relativement aisé d'appliquer les mesures de prophylaxie édictées par les règlements de police sanitaire contre la fièvre jaune, la peste, le choléra, le problème est autrement compliqué pour faire adopter et, au besoin, pour imposer les mesures d'hygiène capables de diminuer l'endémie palustre.

Les recommandations sanitaires, même officielles, en pareil cas, sont lettre morte. Il sera donc nécessaire, après avoir porté à la connaissance du public, par voie d'affichage les instructions à suivre, de leur donner une sanction, en déférant aux justices de paix, aux tribunaux de simple police les délinquants aux règlements. Je ne vois aucun autre moyen capable de venir à bout de l'indifférence européenne et indigène.

Les prescriptions une fois adoptées, leur exécution sera confiée aux agents sanitaires de la localité. Chacun ayant sous ses ordres une équipe de gardes-sanitaires ou de manœuvres, assisté d'un agent de police, tiendra la main à ce que ces instructions soient scrupuleusement suivies. Le Directeur de la santé de la Colonie fera surveiller les opérations recommandées et rendra compte à l'Inspecteur des Services sanitaires.

L'exécution des mesures sanitaires incombera donc au Service colonial, par l'intermédiaire de Directeurs de la santé, des agents principaux et ordinaires et des gardes-sanitaires de la Colonie. Les Municipalités devront simplement fournir les agents de police qui protégeront les équipes contre le mauvais vouloir possible des habitants.

Les travaux anglo-américains ont démontré le rôle important que jouent les moustiques dans la propagation des diverses formes de malaria. Si le moustique n'est pas l'agent producteur de la fièvre, il concourt puissamment à la diffusion de la maladie, puisque sa piqûre inocule à l'organisme sain, le parasite dont l'évolution aboutira à la production de la fièvre, c'est à-dire à l'infection.

Bien que cette genèse ne soit pas, à notre avis, la seule que l'on puisse invoquer pour expliquer les nombreux cas de fièvre paludéenne, il importe néanmoins de la combattre, ne serait-ce que pour diminuer le champ d'action de l'infection, empêcher la formation de nouveaux foyers et supprimer les anciens.

Les études récentes sur ces questions ont démontré que parmi les diptères, l'anophèles est celui dont les méfaits sont le plus à craindre, on s'est donc attaché à déterminer les conditions qui favorisent son éclosion et c'est contre elles que sont dirigées toutes les mesures que nous proposons.

L'anophèles se développe dans toutes les flaques d'eau stagnantes, dans les récipients contenant une petite quantité de liquide, dans les endroits humides, soustraits aux rayons du soleil. Il faut donc d'abord supprimer ces milieux de culture.

Pour cela il y aura lieu de constituer deux équipes escortées chacune d'un agent de police, composé de gardes-sanitaires et de manœuvres et affectées, l'équipe A à l'hygiène de la voirie, l'équipe B à l'hygiène de l'intérieur des habitations. A l'équipe A incombera le soin de faire mettre les pirogues échouées le long des bords du fleuve ou sur le rivage de la mer, dans la position dite : la quille en l'air, de chavirer les vieux débris de chaudières, vieilles caisses à eau, jarres, barriques éventrées abandonnées sur la voie publique, surtout à la Pointe Nord et sur les quais avoisinant l'hôpital de Saint-Louis, enfin de répandre tous les huit jours dans les mares, marigots, fossés avoisinant les habitations, quelques grammes d'huile de pétrole ; ce produit étendu en couche très mince à la surface de l'eau s'oppose à la transformation de la larve de l'anophèles en insecte parfait et supprime ainsi le colporteur de la malaria.

Elle signalera les régions de la rue où les dépressions du sol sont susceptibles d'entretenir à la saison des pluies la stagnation des flaques d'eau. Ces dépressions seront nivelées ou comblées par les Travaux publics.

On pourrait ainsi, au lieu de pétrole, employer le goudron, déposé dans un récipient quelconque et immergé dans la flaque d'eau. Ce procédé supprimerait l'adjonction hebdomadaire d'huile à l'eau de la mare.

La mission de l'équipe B est plus délicate. Cette équipe devra en effet pénétrer dans l'intérieur des habitations pour chercher dans les terrains vagues, cours, jardins, dépendances, les tas de vieux débris de toute nature qui s'y trouvent accumulés, vieilles calebasses, dessous de marmites, éclats de bouteilles, vieilles boites de conserves, etc. etc. Tous ces détritus seront, par les soins de l'équipe, réunis dans un tombereau et incinérés ou jetés à la mer au large.

Cette équipe s'assurera également que les réservoirs destinés à emmagasiner les eaux pluviales ou du fleuve sont pourvus d'un couvercle à mailles métalliques.

Il est évident que ces équipes ne devront entrer en action qu'après une période de temps suffisante pour permettre aux habitants de se conformer aux instructions qui auront été affichées.

Il y aura lieu d'examiner les maisons d'indigènes renfermant du bétail. Dans ces cases on conserve nombre d'abreuvoirs plus ou moins portatifs, jamais nettoyés. Ces abreuvoirs comme les autres réservoirs d'eau douce devront être couverts d'une toile métallique.

Ces procédés dirigés contre les colporteurs de la malaria ne doivent pas faire négliger les anciens moyens d'assainissement des marécages à grandes surfaces que le filage d'huile de pétrole ne saurait modifier Ces anciens moyens ont fait leurs preuves, je veux parler du drainage et des plantations d'espèces forestières avides d'eau.

En présence des conditions particulières qui vont naître du fait du commencement des travaux d'assainissement à Saint-Louis, Dakar, etc., il y aura lieu d'imposer au personnel employé sur les chantiers l'exécution des prescriptions suivantes :

Les hommes auront pris un repas le matin avant de se rendre sur les chantiers. Là ils recevront une dose de 0 gr. 20 de sulfate de quinine qu'ils absorberont en présence du contre-maître. Ils laisseront de côté leurs vêtements ordinaires pour revêtir la tenue de travail. A l'heure du déjeuner ils se débarrasseront de cette tenue, prendront une douche avant le repas. De retour au chantier ils endosseront la tenue du travail et le soir à la sortie prendront la douche comme à midi, avant de rentrer à leur domicile.

On aura soin d'arroser de solutions antiseptiques les terrains notoirement connus comme infectés de débris organiques, enfin on fera filer l'huile de pétrole sur les flaques d'eau, les fossés, les marigots voisins.

Les contre-maîtres et entrepreneurs de travaux devront imposer à leur personnel l'exécution de ces prescriptions. Ce sont, à notre avis, les seuls moyens à employer, si nous voulons diminuer le nombre des cas d'infection toujours à redouter dans les bouleversements des terrains souillés de matières organiques.

Enfin tous les chantiers devront être pourvus d'une caisse d'eau potable acidulée, recouverte d'une toile métallique ou mieux d'un couvercle en bois plein et munie d'un robinet placé à 20 centimètres du fond.

L'Inspecteur
des Services sanitaires civils,

Dr RANGÉ.

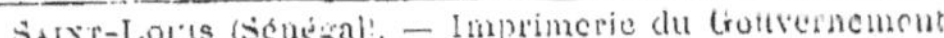

SAINT-LOUIS (Sénégal). — Imprimerie du Gouvernement.

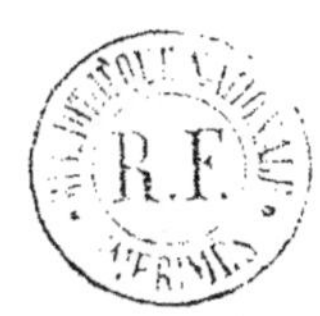

www.ingramcontent.com/pod-product-compliance
Lightning Source LLC
LaVergne TN
LVHW052015160826
845678LV00003B/1072